AF373781

# NOTE

SUR

# UN MONSTRE

## DU GENRE JANICEPS

PAR

## M. le D^R MAYOR

ANCIEN INTERNE DES HOPITAUX
ANCIEN DIRECTEUR DU LABORATOIRE D'HISTOLOGIE DE L'AMPHITHÉATRE
DES HOPITAUX
MEMBRE TITULAIRE DE LA SOCIÉTÉ ANATOMIQUE, ETC.

---

PARIS

Aux Bureaux du PROGRÈS MÉDICAL    A. DELAHAYE et E. LECROSNIER

6, rue des Écoles

LIBRAIRES-ÉDITEURS

Place de l'École-de-Médecine

1882

# NOTE



SUR

# UN MONSTRE

## DU GENRE JANICEPS

Les monstres doubles du genre janiceps présentent, comme on le sait, une soudure des parties supérieures jusqu'à l'ombilic. On peut se représenter l'aspect qu'ils offrent en supposant deux fœtus placés l'un vis-à-vis de l'autre, face à face, et qu'on aurait fendus verticalement sur la ligne médiane, de l'extrémité céphalique à l'ombilic. Si alors, après avoir ouvert ces corps, comme on le ferait des feuillets d'un livre, le dos restant en place, on rapproche les deux enfants et si on les accole, on obtiendra un janiceps schématique. On comprend dès lors que l'on aura deux colonnes vertébrales et deux occiputs placés vis-à-vis les uns des autres, et, qu'aux extrémités d'un axe perpendiculaire à celui qui unit ces parties, on rencontrera deux faces, deux sternum, deux parois thoraciques. Celles-ci seraient donc latérales par rapport aux monstres composants. Au-desous de l'ombilic, on aura deux fœtus libres et normaux.

Ce genre de monstres appartient à la famille des monstres sycéphalins. Il est le premier d'une série dont la raison est la diminution graduelle d'une des faces composées, et dont les termes sont les genres souvent parfaits, jamais imparfaits, inope et synote.

Bien décrits par Is. Geoffroy-St-Hilaire, au moins dans leurs caractères principaux, ces monstres sont assez rares (1) pour que, jusqu'à présent, certains détails de leur

---

(1) Je n'en ai rencontré aucun cas cité dans les *Canstat's Jahresberichte* depuis 1865. Dans les revues et journaux français, j'ai ren-

organisation aient échappé. MM. Dareste (1), Panum (2), constatent que l'étude des gros vaisseaux, de l'encéphale et même de certains viscères est encore incomplète. Aussi, ayant eu l'occasion d'examiner en détail un monstre de ce genre que j'ai recueilli dans le service de mon excellent maître, M. le D<sup>r</sup> Siredey, je crois devoir en donner ici la description, d'autant que les mémoires de notre Société possèdent déjà la relation de l'examen anatomique d'un janiceps, communiquée par notre ami le D<sup>r</sup> Golay (3).

OBSERVATION. — Le 2 mars 1879, naît, à 11 h. 1/2 du matin, dans le service de M. SIREDEY, un monstre janiceps. La mère, entrée dans la nuit, est une grande femme, bien portante, à bassin bien conformé. Elle donne des renseignements d'après lesquels on arrive à penser qu'elle est probablement enceinte de huit mois. Depuis la veille, elle éprouve des douleurs. On la trouve un matin en plein travail, le col presque complètement dilaté, la poche des eaux rompue. Le palper est rendu impossible par la fréquence des contractions utérines, qui se suivent presque sans intervalle. On entend le cœur dans la fosse iliaque gauche.

Au toucher, pratiqué avec beaucoup de soin et à plusieurs reprises, on éprouve des sensations bizarres. Il semble que le sommet présente à son centre une bosse sanguine assez molle, qui ne permet pas au doigt d'arriver jusque sur la paroi crânienne. Répondant à l'éminence iléo-pectinée gauche, on trouve une suture assez large, dirigée suivant le sens du diamètre oblique gauche, et venant se perdre sous la bosse sanguine. Une autre suture, plus étroite, se sent un peu plus près de la symphyse pubienne, et semble tendre à rejoindre la première sous la bosse sanguine. L'os triangulaire que ces deux sutures limitent est facilement perceptible par le doigt. En restant au côté droit de la femme, on ne perçoit guère autre chose. Mais, en se portant à sa gauche et touchant dans cette nouvelle position, on sent, vers l'épine sciatique droite, une suture

---

contré les descriptions de trois monstres sycéphaliens communiquées à la Société de biologie, en 1857 (*Mém. Soc. Biol.*, t. IV, 2<sup>e</sup> séance, p. 297.)

(1) Dareste. — *Recherches sur la production artificielle des monstruosités.* Paris, 1877.

(2) Panum. — *Beitrage sur kenntniss der physiologischen Bedentung der angehorenen missbildunden.* In *Arch. für path. Anat. und phys.*, t. LXXII, p. 69-166-289.

(3) Golay. — *Bulletins de la Soc. anat.*, 1876. 3<sup>o</sup> fascicule.

assez large, semblable à celle qui répond à l'éminence iléo-pectinée gauche. Sur cette suture semblent en arriver deux autres, obliquement dirigées sur elle, et qui se perdent sous la bosse sanguine. En outre, il semble que l'on ait, vers le pubis, la sensation d'une nouvelle suture impossible à comprendre.

Le diagnostic porté est : position occipito-iliaque gauche antérieure probable, avec anomalies crâniennes évidentes.

A onze heures et demie, l'enfant est expulsé. D'après la relation de notre ami Lemonnier, externe du service, qui assistait à l'accouchement, il se serait fait ainsi : Au moment où s'est opéré le dégagement de la tête, une des faces, que nous verrons être plus volumineuse que l'autre, regardait en avant et à gauche de la femme. L'autre, moins développée, en arrière et à droite. Du reste, l'expulsion du fœtus ne présente rien de difficile. Quant à cette position bizarre de l'extrémité céphalique, la clef nous en fut donnée plus tard, quand nous examinâmes la cavité crânienne.

Peut-être y a-t-il eu quelques mouvements respiratoires? A midi, l'un des deux cœurs battait encore faiblement et lentement. Bientôt, il s'arrêta. Le placenta, très volumineux, était unique, sans trace apparente de division. Le cordon était inséré au centre. Il ne paraissait y avoir du côté des annexes aucune anomalie. L'amnios était unique. Mais, en faisant une coupe transversale du cordon, nous pûmes constater, qu'à sa base, il ne contenait que deux vaisseaux : une veine ombilicale et une artère ombilicale. Ce fait nous fut expliqué plus tard.

Dire que ce monstre appartenait au genre janiceps, c'est le caractériser suffisamment. Cependant, il offrait déjà à l'inspection certaines particularités intéressantes. Comme chez tous les monstres de ce genre, les deux enfants étaient du même sexe, ainsi que l'a prouvé un examen anatomique plus approfondi; mais les organes génitaux n'étaient pas très bien conformés. Chez l'un des fœtus, on trouvait les organes génitaux externes d'un enfant du sexe féminin. L'orifice vaginal était bien conformé, perméable, possédant un petit hymen ; les petites lèvres se réunissaient en avant en formant un capuchon très développé ; le clitoris n'était pas visible. En outre, l'anus était situé immédiatement en arrière de la fourchette ; il n'était pas séparé de la vulve par un pont cutané, mais semblait s'ouvrir à la partie postérieure d'une sorte de sillon muqueux continuant la vulve. L'orifice anal était fort petit; il n'était entouré d'aucun pli.

L'autre fœtus ne possède, comme organes génitaux externes, qu'un petit tubercule cutané de forme conique, de la hauteur de 1 mm. 1/2, imperforé et situé en un point correspondant au capuchon du clitoris. Le périnée n'offre aucun orifice, aucun sillon qui soit tapissé d'une muqueuse.

Les membres n'offrent rien de spécial, mais l'extrémité céphalique n'offre pas le même aspect d'un côté à l'autre. L'une des deux faces qu'elle porte est normalement développée ; nous la désignerons par la lettre A. L'autre, au contraire, est moins étendue et offre, comme principale anomalie, une imperforation du nez. Cette éminence existe, un peu aplatie ; mais, au lieu d'offrir deux narines, elle ne présente rien à sa face inférieure, qu'une petite dépression dans laquelle on logerait à peine une tête d'épingle. De plus, la bouche, déjà peu étendue de l'autre côté, l'est encore moins de celui-ci. Enfin, le menton est moins élevé. Nous verrons que ces anomalies extérieures correspondent à des malformations importantes des os du crâne et de la face.

La face la plus développée correspond au côté gauche de l'enfant dont les organes génitaux externes étaient le mieux développés. La face anormale correspond, au contraire, au côté droit de cet enfant. Nous verrons du reste, par la suite, que, chose intéressante, les parties qui, dans la théorie actuellement admise pour expliquer la disposition de ce genre de monstres, appartiennent à l'enfant dont le sexe est apparent, sont plus développées à gauche ; tandis que celles de l'autre le sont plus du côté droit. En sorte que, se réunissant ensemble, elles forment, d'une part, des organes communs bien développés, d'autre part, des organes de même nom, un peu moins bien développés.

Pour rendre la suite de la description sommaire de notre monstre plus claire, il nous semble nécessaire de désigner le fœtus à organes génitaux externes développés par la lettre F et l'autre par la lettre E ; tandis que, pour ne rien préjuger de leur mode de constitution, nous désignerons la face imparfaite par B, et la plus parfaite par A. L'extrémité céphalique de notre monstre se trouve donc constituée par deux faces, regardant en sens diamétralement opposé. A droite et à gauche de ces deux faces, se trouve un occiput, suivi, en quelque sorte, d'une colonne vertébrale. De la colonne vertébrale, de chaque côté, partent des axes costaux qui, s'unissant à ceux du côté opposé par l'intermédiaire d'un sternum, constituent deux parois pectorales, situées directement au-dessous des faces.

Au-dessus de l'ombilic, les fœtus deviennent distincts. Examinons rapidement comment sont disposés les principaux organes de ce monstre. Nous n'avons rien à dire actuellement du crâne et du cerveau, qui méritent une description détaillée. Mentionnons cependant ce fait que l'espèce d'hémisphère cérébral constitué par la rencontre des deux hémisphères opposés des deux enfants, est plus volumineux du côté qui surmonte la face A, que de celui qui surmonte la face B. Du reste, les nerfs olfactifs sont absents de ce dernier côté, tandis qu'ils existent de l'autre. Ceci est en rapport avec l'absence de fosses nasales et de narines sur la face B. La base du crâne est, en somme, constituée comme suit : De chaque côté, surmontant chaque colonne vertébrale, on trouve un occiput, suivi de la gouttière basilaire. La partie postérieure de la selle turcique, avec les apophyses clinoïdes, la terminent. Mais, à suivre cette direction, les deux crânes se rencontreraient : aussi, le bord antérieur de la selle, avec les apophyses clinoïdes, fait-il angle droit sur le bord postérieur, au lieu de lui être parallèle. Ce bord est continué en avant par les gouttières optiques et les bosses frontales qui appartiennent à chacune des faces. Les parties postérieures des crânes appartiennent aux colonnes vertébrales dont elles sont la continuation ; les parties antérieures appartiennent aux deux faces et font par conséquent angle droit avec les précédentes. Au point de jonction, se trouve un vaste espace, sorte de réunion des selles turciques, dont le fond est formé par une membrane au lieu d'être osseux, et qui reçoit un prolongement du cerveau à parois fort minces, résultant probablement de la fusion des deux infundibula.

De cette disposition de la base du crâne et du fait que la partie qui surmonte la face B est moins développée que celle qui surmonte la face A, résulte que la région offre presque une forme ovalaire, et qu'on peut y décrire quatre diamètres. Deux se croisent à angle droit : c'est le diamètre qui unit les deux occipitaux et celui qui unit les deux frontaux. Le diamètre biocciptal offre 11 centimètres d'étendue, le bifrontal en a 9. Le premier de ces diamètres aurait dû, semble-t-il, se présenter au détroit inférieur, suivant le diamètre coccy-pubien ; mais, en examinant les diamètres obliques du crâne, nous voyons qu'ils sont marqués par une ligne qui suivrait exactement la direction des rochers, lesquels convergent tous quatre vers les parois fixes et rigides de la fosse centrale. Or, si l'un de ces diamètres obliques présente 10 centimètres seulement, l'autre en a 11. Il résulte de ce fait que, comme par la disposition même des os de la base, le diamètre oblique est irréductible (1), c'est le premier de ces diamètres qui, suivant les lois de l'accommodation, se présentera au diamè-

---

(1) Nous nous en sommes assurés du reste expérimentalement.

tre coccy-pubien. Il en résulte que, nécessairement, les faces, au lieu de regarder chacune une cuisse de la mère, comme on pouvait le penser au premier abord, répondront aux deux extrémités d'un des diamètres obliques du bassin. C'est ce qui est arrivé.

Si, maintenant, prenant chaque face, nous étudions la cavité buccale et les organes qui lui font suite, nous trouvons du côté de A, comme du côté de B, une bouche normalement conformée, une langue, un isthme du gosier avec son voile du palais ; puis un larynx. En arrière du larynx, les deux cavités pharyngiennes se réunissent en une sorte de vaste vestibule dans lequel s'ouvrent les deux larynx, et dont le plafond est formé par la membrane qui obture la selle turcique. La partie inférieure de ce vestibule se continue avec une troisième portion du pharynx et un œsophage unique. Cette dernière partie du tube digestif traverse le diaphragme, pour pénétrer dans la cavité abdominale, où elle arrive dans l'estomac. De chaque côté de celui-ci, répondant au côté droit de chacune des colonnes vertébrales, se trouve un foie. L'un, plus volumineux, reçoit l'unique veine ombilicale ; l'autre, moins gros, ne reçoit qu'une petite veine, veine des parois abdominales. Au-dessus de chaque foie, se rencontre le demi diaphragme qui doit le recouvrir. Mais, à gauche des colonnes vertébrales, le diaphragme manque, et la cavité pleurale communique largement avec la cavité péritonéale. Le poumon qui répond à gauche de la colonne vertébrale se trouve donc, pour ainsi dire, suspendu dans un diverticule de la cavité abdominale. De même, les deux cœurs sont suspendus par leurs péricardes, au-dessus de cette cavité. En effet, il existe deux cœurs et quatre poumons. Si nous suivons chacune des trachées, nous les voyons se diviser en deux branches principales, à chacune desquelles est appendu un poumon. Ainsi, la trachée qui fait suite en quelque sorte à la cavité buccale de la face A, se termine dans deux poumons, entre lesquels se trouve situé un cœur. Le poumon qui se trouve à droite par rapport à la face A est situé au-dessus du foie D et en est séparé par le diaphragme. La plèvre communique largement avec le péricarde. Le poumon, situé à gauche par rapport à A, se trouve situé au-dessus de la cavité abdominale, sans intermédiaire de diaphragme. La cavité pleurale, parfaitement indépendante du péricarde, n'est en quelque sorte qu'une espèce de diverticule supérieur du péritoine, tellement l'orifice de communication entre les deux séreuses est large. Quant au péricarde lui-même, entourant le cœur, il suspend en quelque sorte cet organe au-dessus de la cavité péritonéale, dont le diaphragme ne vient point le séparer. Le phrénique passe comme une corde, soutenant le cœur, pour se jeter dans le muscle.

Que nous prenions la face B, et que nous suivions le larynx et la trachée, qui lui appartiennent en quelque sorte, nous trouvons la même disposition. Deux poumons, plus petits de ce côté, entre lesquels se trouve un cœur, moins volumineux également ; nous pouvons l'appeler cœur II, tandis que nous nommerons cœur I celui dont nous nous sommes d'abord occupé. — Comme de l'autre côté, le poumon qui répond à la droite de B a une cavité pleurale commune avec le péricarde. Il répond au foie B, au-dessus duquel il se trouve situé et dont le sépare le deuxième diaphragme. Enfin, le poumon gauche (par rapport à B), à sa cavité pleurale commune avec le péritoine. — Le cœur II, comme le cœur I, entouré de son péricarde, fait saillie dans la cavité péritonéale et se trouve croisé par un phrénique. Nous laissons actuellement de côté la distribution des gros vaisseaux, qui demande à être étudiée en détail, ce que nous ferons en reprenant l'étude complète de l'appareil circulatoire.

Enfin, pour donner en gros la disposition des organes abdominaux, disons que, à chaque extrémité du second diamètre oblique de la cavité péritonéale, se trouve une rate. L'estomac, situé, en quelque sorte, au centre d'un quadrilatère, limité par les deux foies et les deux rates, est continué par un duodénum et un jéjunum. Cette partie du tube digestif est unique et commune aux deux enfants. Elle est contenue entre les deux feuillets d'une sorte de cloison péritonéale, qui semble, en gros, se porter d'une colonne vertébrale à l'autre. Elle se termine au niveau de l'ombilic, par une ampoule, dans laquelle s'est accumulé beaucoup de bile. En ce point, la cloison péritonéale se continue dans la partie sous-ombilicale de chaque enfant par une espèce de mésentère qui contient la partie terminale du tube digestif.

Chacun des fœtus, en effet, possède en propre une partie inférieure de tube digestif. On voit, de chaque côté, dans la cloison, à une certaine distance de l'ampoule terminale, commencer, par un cul-de-sac, une sorte d'iléon qui, après quelques circonvolutions, se termine dans un cœcum. Les deux cœcums, munis d'appendices assez longs, se continuent chacun par un gros intestin, qui va plonger, de chaque côté, dans le petit bassin de l'enfant correspondant. Ils forment alors le rectum, dont la terminaison n'est point la même pour les deux êtres qui constituent le monstre.

Tel est l'aspect général de ce janiceps. L'étude spéciale de divers de ses appareils nous montrera quelques détails intéressants, que nous considérions le squelette, les centres nerveux, les appareils de la génération, de la digestion, de la respiration et surtout de la circulation.

*Squelette.* — Ici, comme pour les autres systèmes du reste, ce qui nous paraît important à étudier, ce sont les points par lesquels les fœtus sont en relation, ceux par lesquels leurs squelettes se sont rencontrés. Or, nous n'avons ainsi à examiner avec soin que le crâne et la cage thoracique. Nous verrons, ensuite, qu'il est encore cependant quelques points de détail qui peuvent avoir leur intérêt.

Nous ne reviendrons sur la description de la cage thoracique que pour faire remarquer que le thorax sous-jacent à la face B était moins développé que celui sous-jacent à la face A.

Pour ce qui est du crâne, la description est plus intéressante. La base du crâne est disposée de la façon suivante : Au-dessus de chacune des colonnes vertébrales, on voit un occipital parfaitement formé, présentant, en arrière, la portion écailleuse, qui s'articule avec les deux pariétaux. Sur les côtés, il s'unit avec le temporal, et présente en avant sa portion basilaire qui est continuée avec la gouttière du sphénoïde. Celle-ci se termine au niveau des apophyses clinoïdes postérieures, qui n'offrent rien de spécial ; mais, en avant d'elles, au lieu de trouver une selle turcique normale, on trouve une sorte de vaste fosse limitée du côté opposé par les apophyses clinoïdes postérieures de l'autre enfant. Le fond de cette fosse est constitué par une membrane qui forme la voûte du pharynx. Cette fosse est presque rectangulaire, et offre la forme d'un parallélogramme dont les côtés les plus larges sont formés par les lames sphénoïdales, et dont les côtés les plus étroits répondent aux faces du fœtus. Ces côtés sont constitués par la partie antérieure de la selle turcique normale, les apophyses clinoïdes antérieures, unies de chaque côté aux petites ailes du sphénoïde par un ligament, et constituant le trou destiné à la carotide. Au-devant de ce bord, c'est-à-dire en nous rapprochant des faces du monstre, nous trouvons, de chaque côté, les trous optiques, plus éloignés, et plus développés au-dessus de A qu'au-dessus de B. Si nous nous rapprochons encore de ces faces, nous trouvons :

Du côté de A. 1° Un espace aplati qui représente la portion antérieure du sphénoïde. 2° Une suture transversale, formée de chaque côté par la réunion des frontaux et des sphénoïdes, et au milieu par la réunion de ce dernier os avec l'ethmoïde. En avant de cette suture se trouve, sur la ligne médiane, la lame criblée de l'ethmoïde, avec les

fosses ethmoïdales où se trouvaient cachés les bulbes olfactifs. Sur l'apophyse crista-galli, qui sépare ces fosses, ne
s'insérait aucun feuillet de la dure-mère. De chaque côté,
se voient les bosses frontales, assez saillantes.

Du côté de B on ne trouve qu'un espace très restreint en
avant de la suture sphéno-frontale. Les bosses frontales
sont très saillantes, mais plus étroites que de l'autre côté.
L'ethmoïde est à peine représenté. Il n'y a pas de lame criblée, pas de bulbes olfactifs. De ce côté, il n'y a du reste
pas de fosses nasales. De chaque côté, par conséquent, la
partie antérieure de la base du crâne est rejetée à angle
droit sur la partie postérieure. Il en résulte que les bosses
sphénoïdales sont un peu atrophiées ; cette atrophie semble
porter surtout sur les portions écailleuses du temporal.

Pour les os de la voûte, il n'y a rien d'anormal, sauf
que le pariétal est un peu diminué de volume, mais les portions écailleuses du frontal se présentent, disposées à angle
droit par rapport à la situation qu'elles devraient occuper
normalement ; c'est dire que leur surface fait suite, ici, à
celle des pariétaux, au lieu de leur être presque perpendiculaire.

Les trous de sortie des nerfs crâniens n'ont rien d'anormal,
sauf pour ce qui est des deux premières paires. On conçoit,
d'après ce que nous venons de dire, quelle doit être la description de ces nerfs. Nous avons déjà dit que la mensura-
tion des diamètres de ce crâne composé nous a donné :

Diam. bi-occipital. . . . . . . . 11 centim.
  — bi-frontal. . . . . . . . . 9 —
  — obliques.. . . . . . . . . $\begin{cases} 11 & \text{— pour l'un} \\ 10 & \text{— pour l'autre.} \end{cases}$

Ce dernier est celui qui s'étend de l'apophyse mastoïde
gauche de E, à la gauche de F. Le premier, par conséquent,
s'étend de l'apophyse droite de l'un des fœtus à la même
apophyse de l'autre, en sorte que nous pourrions leur donner le nom de diamètres bi-mastoïdiens gauche et droit.

Les points de détail que nous voulions signaler sont les
suivants : *Premier point.* Les colonnes vertébrales présentent toutes deux certaines déviations ; dans leur région dorsale, elles offrent une courbure dont la convexité
regarde vers la partie droite de l'enfant auquel elles
appartiennent ; à l'union des régions dorsale et cervicale,
elles forment une convexité vers le côté gauche. Les régions cervicales sont presque droites, ainsi que les régions
lombaires. Il en résulte, qu'en rapprochant les colonnes
épinières, leurs courbures s'emboîtent réciproquement, ce
qui doit être une déformation résultant de ce fait que les
fœtus, à une certaine période de leur développement, se

sont trouvés pressés l'un contre l'autre. Peut-être cette déviation a-t-elle contribué à faciliter l'accouchement?

*Second point.* La hauteur de la symphyse pubienne de l'enfant E, dont les organes génitaux étaient assez régulièrement conformés, est de 1 centimètre 1|2 ; celle de F, au contraire, offre une hauteur de 3 centimètres.

Enfin, nous devons dire que, quoique les renseignements que nous a donnés la femme soient de nature à nous faire penser qu'elle avait atteint seulement le huitième mois de la grossesse, nous avons trouvé, en examinant le genou gauche du fœtus F, le point d'ossification du condyle déjà fort apparent.

*Système musculaire.* — Nous n'avons guère à citer, comme offrant une disposition spéciale, que les muscles abdominaux et le diaphragme. Il va sans dire, cependant, que l'insertion fixe de certains muscles thoraciques (les pectoraux par exemple), se trouve dans des rapports un peu différents de ceux qu'elle affecte habituellement avec l'insertion mobile, ce qui change un peu leur direction. Quant aux muscles abdominaux, la disposition des muscles droits nous donnera une idée très nette de ce qu'elle est. Prenons, par exemple, les muscles droits insérés au thorax sous-jacent à A : nous les voyons descendre verticalement, laissant entre eux une large ligne blanche, jusqu'à l'ombilic. De là, ils divergent pour aller s'insérer : le *droit*, au bord supérieur du pubis droit de l'enfant E; le *gauche*, au bord supérieur du pubis gauche de l'enfant F ; de l'autre côté, même disposition. À la face antérieure du thorax sous-jacent à B, s'insèrent deux muscles droits, qui descendent jusqu'à l'ombilic, complétant ainsi la cavité abdominale commune, puis ils changent un peu de direction. Leurs faces parallèles tendent à se regarder, et le gauche, se rapprochant du muscle droit sous-jacent à A, laisse, entre lui et ce muscle, une ligne blanche sous-ombilicale, appartenant à l'enfant E, pour venir s'insérer au pubis gauche de cet enfant. Le muscle droit, inséré au côté opposé du thorax B, se dispose de façon analogue, par rapport à celui qui est inséré au côté gauche du thorax A, et vient s'insérer sur le pubis droit de l'enfant F. Nous trouvons, ici, la répétition de ce plan général qui veut que la moitié gauche d'un des enfants (dans les portions communes), au lieu d'être réunie à la moitié droite, se trouve soudée à la droite de l'autre enfant. Partant du pubis de E, par exemple, et s'élevant parallèlement jusqu'à l'ombilic, en laissant entre eux l'espace appelé ligne blanche, les deux muscles droits se portent ensuite : le *droit*, sur le côté correspondant du thorax sous-jacent à A; le *gauche*, sur celui appartenant à B.

Quant au diaphragme, il présente évidemment un arrêt de développement. Les piliers de ce muscle, qui s'insèrent sur la colonne vertébrale de l'enfant E, après avoir formé une ogive sur l'aorte correspondante, s'écartent pour se porter de côté et d'autre de l'œsophage. Mais, dans cette partie de leur trajet, ils n'offrent point le même volume. Le côté *droit*, s'étalant normalement en éventail à droite de l'œsophage, laisse passer dans l'intervalle de ses fibres, la veine cave supérieure, puis une petite veine qui n'est autre qu'une veine porte. Enfin, il s'insère à la portion droite du thorax A, jusqu'au niveau du sternum.

La partie *gauche* de ce diaphragme n'est qu'une sorte de bandelette musculaire, assez épaisse, mais peu large, qui croise la gauche de l'œsophage et s'insère, en se réunissant aux fibres du diaphragme opposé, au sternum sous-jacent à la face B. Les deux parties du diaphragme s'insèrent donc bien à des régions thoraciques appartenant à l'enfant E ; mais, la partie gauche de ce voile musculaire est incomplète. Aussi, en ce point, comme nous l'avons dit, le poumon pend dans un prolongement de la cavité abdominale.

Du côté de l'enfant F, même disposition : 1° *Portion droite* du diaphragme, s'étalant en éventail au-dessus du foie B, et s'insérant au côté droit de la paroi thoracique correspondante, et se réunissant par ses bords et ses insertions extrêmes à la bandelette musculaire de l'autre diaphragme ; 2° *Portion gauche*, représentée par une bandelette musculaire qui se porte à gauche de l'œsophage, se rapproche de la portion étalée de l'autre diaphragme, et, tout en courant à son point d'attache au sternum, imprime sa trace en un sillon profond sur la face supérieure du foie F. Il résulte de ce fait que, de ce côté aussi, un poumon et le cœur sont suspendus au-dessus de la cavité abdominale, le premier libre, le second entouré de son péricarde.

Schématiquement, les diaphragmes pourraient être représentés ainsi que nous l'avons fait (*fig.* 1 et 2).

*Appareil digestif.* — Pour ce qui est du pharynx, nous n'avons rien à ajouter d'intéressant à ce que nous avons dit dans notre exposé général. L'œsophage, qui lui succède, descend verticalement entre les deux groupes cardio-pulmonaires, bientôt rejoints par les pneumogastriques au nombre de quatre, qui s'anastomosent à sa surface, sans que nous ayons pu déterminer s'ils étaient ainsi réunis par paires seulement, ou au contraire tous les quatre. Au niveau du diaphragme, l'œsophage se trouve contenu dans un orifice musculaire; puis, il pénètre dans la cavité abdominale et il atteint l'estomac. Celui-ci offre une forme un peu spéciale. Contenu dans la cloison péritonéale, il fait saillie à la surface de celle-ci, de chaque côté, par une

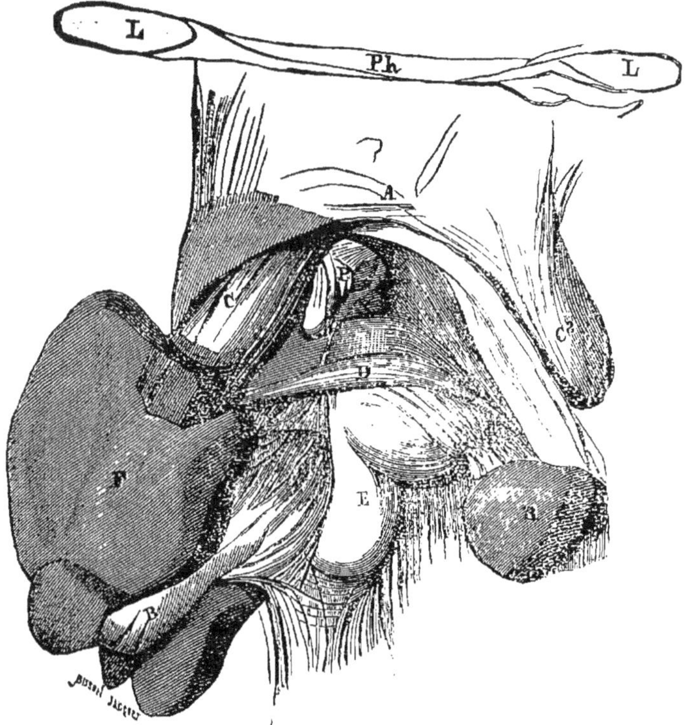


*Fig.* 1.—Base de la cavité thoracique. Partie supérieure de l'abdomen. On a fait subir à la masse des viscères une légère torsion, en rejetant d'une part l'aorte de F à droite et le gros foie à gauche de la figure, afin de bien montrer : E, estomac commun ; — F, gros foie répondant à la droite de la colonne vertébrale E (foie L) ; — R, rate répondant à la gauche de la colonne vertébrale F ; — D, Bandelette diaphragme (diaphragme incomplet) ; — C, gros cœur sous-jacent à la face A (cœur I (Il est enveloppé de son péricarde) ; — P, poumon gauche plongeant dans la cavité péritonéale ; — C², petit cœur sous-jacent à la face B (cœur II) ; — A, indication de l'aorte de F. Au-dessous, se voit la réflexion du péritoine sur ceux des organes thoraciques qui plongent dans sa cavité ; — B, vésicule biliaire.

sorte d'ampoule tournée du côté de la rate correspondante et qui figure, par conséquent, la grosse tubérosité de l'estomac. Ainsi, ce viscère, dirigé presque verticalement, à cardia supérieur et à pylore inférieur, offre deux grands culs-de-sacs, se regardant directement à travers la cavité stomacale.

Le duodénum, qui lui fait suite, descend presque verticalement. Bientôt, il se trouve contenu entre les têtes de

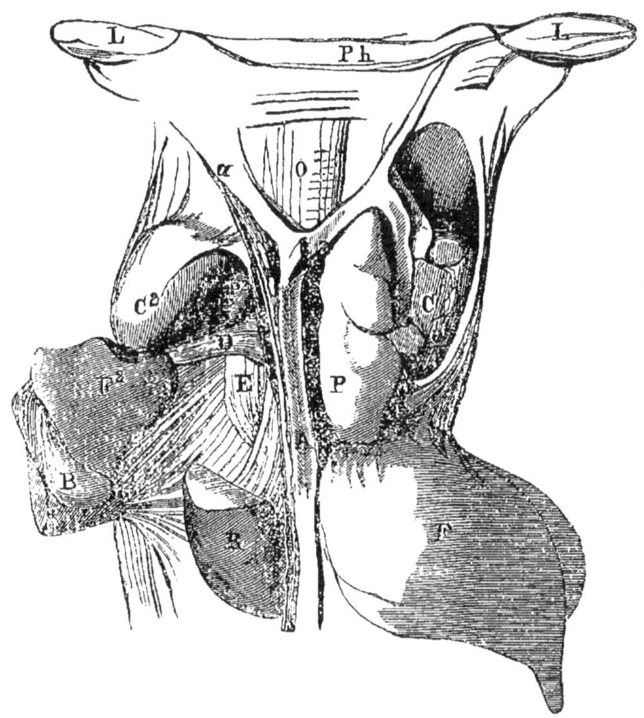



*Fig.* 2. — Base de la cavité thoracique. Partie supérieure de l'abdomen. La colonne vertébrale de l'enfant E est enlevée et laisse voir toute la masse viscérale qui se trouve au-devant d'elle. — A, aorte qui donne naissance à l'artère ombilicale. Elle est formée par un tronc venu de C, c'est-à-dire du cœur I et un autre venu de C², cœur II ; — P, poumon droit dont la cavité pleurale (qu'on a ouverte ici) communiquait avec le péricarde P², poumon gauche du cœur II, plongeant dans la cavité péritonéale ; — D, côté incomplet du diaphragme ; — O, œsophage commun ; — E, estomac commun ; — R, rate répondant à la gauche de la colonne E ; — F, foie volumineux répondant à la droite de cette colonne (foie L). Il est recouvert par le diaphragme ; — F², petit foie, droite de F (foie B) et sa vésicule B.

deux pancréas, situés presque à même hauteur. En disséquant cette partie du tube intestinal, en le dépouillant de son enveloppe péritonéale, on s'aperçoit que les deux glandes pancréatiques ne s'avancent pas sur les faces du duodénum au point de le cacher complètement. Elles laissent libre, de côté et d'autre, environ un quart de la circonférence de cet intestin, tandis qu'elles en recouvrent chacune un autre quart. En même temps, on reconnaît sur celle des faces de chacun des pancréas qui correspond à la face antérieure de chaque foie, un conduit qui vient de ce foie, c'est le canal cholédoque. Enfin, si nous suivons, par exemple, le pancréas situé du même côté que le foie, nous voyons sa queue se diriger vers celle des rates qui répond au côté gauche de la colonne vertébrale de E. Mais, au lieu d'être couché transversalement sur cette colonne, ce qui serait sa situation normale, le pancréas s'en éloigne graduellement, afin d'atteindre, par sa tête, le duodénum unique situé au milieu de la cavité abdominale commune aux deux enfants. C'est sur la face qui représenterait la postérieure, que se trouve le canal cholédoque.

Au-dessous du point où il reçoit ces canaux glandulaires, l'intestin descend en décrivant des circonvolutions jusqu'à ce qu'il se termine en une vaste ampoule remplie d'une bile verte. Comme nous l'avons dit, de chaque côté de cette ampoule, et à une certaine distance, commence, par un cul-de-sac fermé, une portion terminale d'intestin grêle, propre à chaque fœtus. La séparation semble avoir lieu environ au point de jonction du jéjunum avec l'iléon. L'iléon de l'enfant F est plus aminci que celui de E. Après quelques circonvolutions, chacun d'eux se jette dans un cœcum qui lui est propre, et qui est muni d'un long appendice. Grâce à une disposition du péritoine que nous étudierons plus tard, le gros intestin, au lieu d'être appliqué contre la région lombaire par deux de ses portions, est appendu au devant de la colonne, dans toute son étendue, par une sorte de méso à direction verticale. Nulle trace d'épiploon ne vient permettre d'établir une division des colons.

Chez l'enfant F, on voit le rectum plonger dans le petit bassin, derrière l'utérus, affectant des rapports normaux avec l'enceinte pelvienne et les organes qui y sont contenus ; enfin, il s'ouvre à l'extérieur par un anus dont nous avons indiqué les caractères et la situation. Chez l'enfant E, au contraire, on voit l'intestin s'aboucher à la face antérieure d'une grosse masse à direction transversale, que nous verrons bientôt représenter le corps d'un utérus biloculaire.

Pour terminer la description des organes digestifs, nous avons quelques mots à dire du foie.

Nous avons suffisamment indiqué la situation des deux foies, il nous reste à faire remarquer que le foie L est trois fois aussi gros que le foie B. Le premier reçoit seul une **veine ombilicale.** Chez le second, au point où devrait aboutir cette veine, on voit pénétrer un vaisseau minuscule, venu probablement des environs de l'ombilic, et qui ne tarde pas à se ramifier à la façon d'une veine-porte. Du reste, la distribution intra-hépatique de la veine ombilicale de L est absolument analogue, pénétrant cet organe un peu au-dessus de son bord libre, elle s'y creuse un canal jusqu'à ce que, au niveau du hile, elle redevienne en partie superficielle. Mais, tandis qu'une partie de la veine s'abouche directement dans la veine-cave inférieure, une autre, considérable, se distribue dans le foie à la manière d'une veine-porte. De ce foie, naissent des veines sus-hépatiques, qui s'abouchent dans la veine-cave par plusieurs pertuis, situés au-dessus de l'orifice de la veine directe. Cette anomalie répond à une curieuse disposition de la veine-porte, qui, de ce côté, va s'ouvrir directement dans le cœur.

Quant aux voies biliaires, pleines d'une bile jaune verdâtre, elles offrent, de ce côté, une disposition normale, et s'ouvrent dans le duodénum par une véritable ampoule de Vater. Nous n'avons pu retrouver, de ce côté, l'orifice du canal pancréatique.

Du côté du foie B, dans lequel se distribue une véritable veine porte (plus la petite veine du ligament falciforme), partent des voies biliaires, normalement conformées, qui viennent s'aboucher dans le duodénum, vis-à-vis de l'ampoule du foie 2, et qui présentent, à leur orifice, la même disposition. Mais, en outre, à $\frac{1}{2}$ centimètre au-dessus de cette éminence, se trouve une ampoule, moitié plus petite. En y cherchant un orifice, on y fait pénétrer un crin qui se dirige vers le pancréas correspondant. Le canal ouvert ainsi est peut-être le représentant du canal accessoire. En tous cas, il a pris l'importance majeure.

La partie supérieure et commune de l'intestin contenait une bile verte. Les parties inférieures, spéciales, étaient pleines d'un liquide blanchâtre, semblable à de la bouillie, et résultant probablement de la chute des épithéliums.

*Système circulatoire.* — Le système est constitué par deux cœurs, à chacun desquels est annexé un système d'artères et de veines, qui n'est commun aux deux fœtus que par une très faible partie, mais qui présente quelques larges communications.

Chaque cœur, assez déformé, présente, cependant, au premier abord, la division, parfaitement nette, en oreillettes et ventricules. Pour ne rien préjuger de la division intérieure du cœur, nous nous bornerons à décrire les vaisseaux comme aboutissant à la cavité auriculaire, ou partant de la cavité ventriculaire, sans les subdiviser préala-

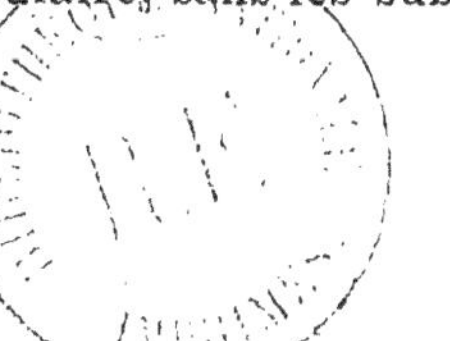

2

blement en *cavités gauches et cavités droites* et en mentionnant seulement, par rapport à la face sus-jacente, le côté où s'insèrent sur le cœur les gros vaisseaux.

*Cœur* I. — Disposé au-dessous de la face A et au-dessus du foie L; donc il est presque ovalaire, et la petite extrémité se trouve tournée vers le haut, par son côté gauche; il est séparé de la cavité pleuro-péritonéale par le péricarde. Sur son côté droit, il est en rapport intime avec le poumon droit. Il a un bord, presque vertical, qui répond en avant et à gauche, et un autre plus large, presque une face, qui regarde à droite et en arrière. C'est sur cette face que s'insèrent, de bas en haut, a) les oreillettes; b) deux gros troncs artériels.

Les oreillettes, par leur face antérieure, continuent la face antéro-droite du cœur, par leur face postérieure, la face postéro-gauche de cet organe.

Dirigées presque verticalement, elles sont, toutefois, comme le bord sur lequel elles sont insérées, un peu obliques de gauche à droite et de haut en bas par rapport à la face A. L'auricule inférieure se porte sur la face postéro-gauche.

Ce cœur reçoit les troncs veineux suivants : 1° à la partie postérieure de l'oreillette inférieure, s'abouchent la veine cave supérieure et la veine cave inférieure qui vient de recevoir l'ombilicale. 2° Un peu au-dessus de ce point, toujours sur le bord des oreillettes, aboutit un tronc veineux, qui n'est que la veine porte de l'enfant auquel appartient le gros foie. 3° Enfin, à la face postérieure des oreillettes, à sa partie supérieure, aboutissent : à droite, du côté de l'auricule, deux veines pulmonaires droites, et, à leur gauche, un tronc commun venant du poumon gauche.

Au-dessus de cet auricule, sur la continuation de l'espèce de bord où s'insèrent les oreillettes, partent deux troncs artériels. L'un, antérieur, décrit une courbe qui l'amène à la région dorsale de l'enfant F. Il en représente l'aorte, après qu'il a donné les artères de ceux des poumons qui entourent le cœur I, et un tronc anastomotique, qui se jette dans la carotide gauche. Ce tronc naît en quelque sorte du sommet d'un infundibulum. Le second tronc, né un peu au-dessus et en arrière du précédent, se porte à la région dorsale de l'enfant I, et s'anastomose avec un tronc venu du cœur II, après avoir donné, par sa crosse, les deux carotides qui se rendent à la face A.

Les cavités dont partent ces troncs offrent la disposition suivante. En ouvrant l'artère qui donne les pulmonaires, on arrive dans une sorte d'infundibulum; puis, dans un ventricule dont la pointe, à en juger par la direction des muscles papillaires, serait en P ; près de cette pointe s'insèrent des muscles ayant une disposition semblable à ceux qui maintiennent les cordages de la tricuspide. Du reste, la valvule qu'ils maintiennent offre l'apparence de la tricuspide, et sépare la cavité ventriculaire de l'auriculaire.

En ouvrant l'autre tronc artériel, et faisant pénétrer un stylet dans le ventricule qui le porte, on trouve une cavité dirigée presque en sens inverse de la précédente. En l'ouvrant, on pénètre dans un ventricule, dont la direction anatomique réelle, indiquée par les muscles papillaires, est un peu différente de celle que semblerait lui assigner son grand axe et sa forme extérieure. En effet, la pointe est en P ; près d'elle, s'insèrent deux gros muscles papillaires principaux, qui maintiennent une véritable mitrale, laquelle borde l'orifice de communication de cette cavité avec la cavité auriculaire.

Si l'on ouvre cette dernière par sa surface antérieure, au point le plus supérieur, elle se présente comme une vaste chambre, avec un commencement de division représentée par un repli semi-lunaire, qui s'avance de la paroi postérieure assez loin vers l'antérieure. La partie supérieure de cette chambre auriculaire communique avec le ventricule que nous venons de décrire, par l'orifice que borde la mitrale. Il représente donc l'oreillette gauche, et reçoit les troncs pulmonaires avec la veine porte.

Immédiatement de l'autre côté de la cloison incomplète, c'est-à-dire dans la chambre inférieure, s'ouvrent les veines caves supérieure et inférieure, et l'auricule, dont la pointe regarde la gauche du cœur. Ce compartiment inférieur communique avec le ventricule, dont la valvule est analogue à une tricuspide. Quant à l'épaisseur des parois, elle est égale pour les deux ventricules : égale et très faible pour les oreillettes. En outre, si les deux oreillettes communiquent, il en est de même pour les deux ventricules. Mais, la communication n'est pas aussi considérable ; elle a 2 à 3 millimètres de diamètre, et est située au-dessous de l'orifice aortique, à la base de l'infundibulum, derrière une des valves de la tricuspide et la valve interne de la mitrale. Ainsi, de ce côté, il existe une communication des cavités entre elles, deux par deux, mais pas de communication des quatre cavités par un seul orifice (1).

*Cœur II.*—Moins volumineux que le premier, il offre une forme peut-être un peu plus régulière. Il est triangulaire : la pointe du triangle est tournée en avant et à gauche par

---

(1) L'artère carotidienne n'avait que deux valvules. Au-dessus de chacune d'elles, s'ouvrait une artère coronaire.

rapport à la face B. Une des faces regarde à droite et un peu en avant, l'autre à gauche et un peu en arrière. La base est dirigée en arrière. Elle regarde un peu à droite, et, au lieu d'être horizontale, elle est presque verticale. Nous avons affaire, comme forme, à un cœur normal, sauf ce fait que la pointe est beaucoup plus élevée que de coutume, et que les faces sont plutôt latérales qu'antérieure et postérieure. En sorte que, c'est au-dessus d'un bord mousse que partent, de la base, les gros troncs artériels. Ils sont entourés, en arrière, par des oreillettes presque normalement disposées. Dans l'une, qu'on pourrait appeler inférieure ou droite, s'abouchent : 1° la veine cave supérieure de la face B : 2° aussitôt au-dessous, la veine cave inférieure de l'enfant F qui vient de recevoir la sus-hépatique du petit foie; 3° une sorte de petite veine azygos que nous étudierons plus tard.

Dans la partie supérieure et gauche des oreillettes, viennent s'aboucher deux veines pulmonaires droites, et un tronc commun aux pulmonaires gauches. Enfin, à la partie supérieure du bord mousse dont nous avons parlé, naissent deux troncs artériels : l'un, moins volumineux, naît au sommet d'une sorte d'infundibulum et donne naissance aux deux carotides ; l'autre, né un peu en avant, mais au-dessous, contourne la première à la manière de l'artère pulmonaire contournant l'aorte, donne les deux pulmonaires, puis décrit un arc qui l'amène à la région dorsale de E. Dans ce trajet, il donne une branche anastomotique à la carotide gauche, et se termine en s'anastomosant à plein canal, avec la branche carotidienne du cœur I.

En ouvrant ce cœur, nous le trouvons constitué ainsi :

Les deux cavités auriculaires communiquent si largement qu'il y a à peine un pilier marquant la séparation entre la portion pulmonaire et celle qui reçoit les veines de la circulation générale. En pénétrant de cette dernière portion dans le ventricule, on trouve un orifice, bordé par une valvule, tout à fait analogue à une tricuspide, et on entre dans une vaste cavité ventriculaire, un peu antérieure à l'autre ventricule. De la partie droite de cette cavité, immédiatement à gauche de la valvule, part l'artère carotidienne, munie de deux valvules, au-dessus de chacune desquelles naît une coronaire. Au contraire, à gauche, au sommet d'une sorte d'infundibulum, naît le tronc pulmonaire, avec ses trois valvules. Séparant ces deux troncs artériels, s'avance une sorte d'éperon, qui fait, du même coup, que l'artère carotidienne naît un peu en avant du tronc pulmonaire.

En pénétrant par la partie gauche des oreillettes, on traverse un orifice à peine séparé du tricuspidien par un pont musculaire, et bordé d'une valvule absolument conformée comme une mitrale. On entre ainsi dans une cavité ventriculaire, où ne semble s'ouvrir aucune artère. Mais, si on fait pénétrer un stylet en avant de la grande valvule, au point où devrait s'ouvrir l'autre, on le voit pénétrer directement dans l'artère carotidienne, après avoir décrit un très léger trajet dans la grande cavité ventriculaire. L'orifice de communication par lequel passe l'instrument s'ouvre sous l'éperon, et pourrait amener ainsi dans le tronc pulmonaire. Mais, sa direction est telle que le stylet entre toujours du premier coup dans le tronc carotidien, tandis qu'il faut un certain soin pour l'amener dans l'autre.

Il y a donc ici large communication des oreillettes et communication très large des deux ventricules, qui ne sont plus guère distincts que par leurs pointes. La cloison manque à la partie supérieure, sur une étendue considérable, ce qui explique la disposition que nous venons de voir. *Ainsi constitués, les cœurs envoient des artères vers la périphérie et en reçoivent des veines.*

Nous allons avoir à décrire successivement le système vasculaire dépendant de chaque cœur, et les anastomoses importantes qui rendent ces systèmes solidaires sur certains points. Cependant, le système des quatre carotides est si important, que nous devons nous en occuper tout d'abord, laissant de côté temporairement le plan que nous avons indiqué.

Du *cœur* I, partent deux artères : l'un de ces troncs, celui qui va contribuer à constituer l'aorte descendante de l'enfant E, donne, au sommet de sa crosse, les deux artères carotides, qui monteront le long du cou que surmonte la face A. L'artère carotide gauche vient d'abord, et reçoit un tronc anastomotique de la seconde artère née du cœur I. L'artère carotide droite naît ensuite, et, aussitôt après sa naissance, le pneumogastrique croise la crosse aortique, et l'embrasse par son anse récurrente. Le pneumogastrique de l'autre côté croise le tronc aortique de l'enfant F, aussitôt après qu'il a donné le tronc anastomotique avec la carotide gauche, et avant qu'il ne donne naissance aux sous-clavières, dont l'origine est reportée au point de convergence. Les deux carotides montent de chaque côté de la trachée de A, affectant avec les voies aériennes, avec les veines jugulaires et le corps thyroïde des rapports à peu près normaux. Le cordon cervical des sympathiques se trouve en arrière d'elles, puis elles se divisent chacune en *carotide externe* qui ne nous a paru rien présenter d'intéressant, et *carotide interne* qui pénètre dans le crâne. Arrivées à la base du cerveau, elles forment avec les carotides du côté opposé et les troncs basilaires un cercle anastomotique que nous décrirons aussitôt après avoir parlé du mode de naissance et du trajet des carotides destinées à la face B. Celles-ci naissent d'un tronc spécial, issu, comme nous l'avons vu, du *cœur* II. Presqu'aussitôt après sa naissance, le tronc se bifurque. L'une de ses branches va former la carotide gauche de la face B, et reçoit, jusqu'à sa naissance, un tronc anastomotique venu du sommet de la crosse que décrit l'autre née du cœur II. Les rapports de ces troncs nous ont paru à peu près normaux, si ce n'est que la carotide droite croise la trachée et se trouve, dans la partie inférieure de son trajet, un peu en avant de sa situation habituelle. Comme de l'autre côté, la bifurcation en carotide externe et carotide interne se fait au lieu normal. Les *carotides externes* nous ont paru sans intérêt. Quant aux *carotides internes*, elles constituent à la base du cerveau une partie du cercle artériel dont nous parlions tout à l'heure.

Nous verrons, en décrivant le cerveau, qu'il est formé de la réunion de deux cerveaux se rencontrant par leur partie antérieure, et accolés en ce point où ils offrent quelques anomalies.

La partie postérieure étant double et normale, il n'y a rien d'étonnant à ce que, de chaque côté, au niveau des bulbes, nous voyions deux vertébrales (dont la naissance et le trajet n'ont pu être exactement déterminés d'ailleurs) se réunir pour former un tronc basilaire qui, bifurqué lui-même au niveau du bord supérieur de la protubérance, donne naissance aux cérébelleuses supérieures, puis aux cérébrales postérieures. Celles-ci envoient en avant un tronc grêle qui se porte vers les carotides et qui représente la communicante postérieure. Ainsi, de chaque côté, au niveau de la partie postérieure du cerveau spécial à chaque enfant, partent deux communicantes postérieures. La droite du fœtus E va s'unir à la carotide droite de la face A ; et la gauche à la carotide gauche de la face B. De même, la droite de l'enfant F va s'unir à la carotide droite de la face B, et la gauche à la carotide gauche de la face A. Le cercle serait interrompu si ces artères carotides ne communiquaient ensemble. Prenons, par exemple, les carotides de A. La droite donne un tronc qui s'avance vers la scissure sylvienne ; ce tronc donne naissance d'abord à une petite artériole destinée à l'infundibulum, puis il se divise en une sylvienne et une communicante antérieure. *Celle-ci* s'unit à une branche semblable venue de la carotide gauche qui, soit dit en passant, se distribue exactement de même façon. Les deux communicantes réunies forment un tronc qui, cheminant dans la scissure qui sépare les parties antérieures des deux lobes, donne des ramuscules aux circonvolutions voisines de côté et d'autre.

Les branches des carotides de B sont moins nettes. Elles donnent d'abord de petites artérioles à l'infundibulum, puis s'avancent et se divisent en deux troncs. L'un se reporte fort en arrière pour atteindre un sillon que nous n'avons pu classer exactement; l'autre constitue, par sa réunion avec l'homologue du côté opposé, un tronc artériel qui pénètre dans la scissure, répondant à l'accolement des deux lobes. A mesure que ce tronc passe devant les scissures de Sylvius, de Rolando, il leur envoie des rameaux représentant, par conséquent, la sylvienne et ses branches. Mais, en outre, la carotide droite donne, avant sa réunion avec la gauche, un petit tronc destiné aux circonvolutions voisines de la scissure interlobaire. Du reste, de ce côté, la distribution est moins régulière que de l'autre. En arrière, la cérébrale postérieure ne suit pas exactement son sillon habituel, puis elledonne une branche qui se porte dans un sillon très déformé. En avant, la sylvienne et les cérébrales antérieures ne sont plus représentées que par ce tronc résultant de l'anastomose des carotides et qui suit la scissure d'accolement des deux lobes.

En un mot, au niveau de la base du crâne, les artères des deux cœurs communiquent largement entre elles par l'intermédiaire d'un vaste cercle anastomotique, disposé autour de l'infundibulum et constitué par quatre branches communicantes postérieures, nées des basilaires, et qui s'avancent à la rencontre des troncs carotidiens, lesquels communiquent entre eux, deux à deux, par l'intermédiaire d'artères cérébrales antérieures, ou par anastomose directe. La distribution n'offre rien de bien spécial dans ses détails.

Reprenons actuellement le cœur I et suivons l'arc aortique, qui a donné les carotides. Nous voyons ce tronc arrivé à la région dorsale de l'enfant E, se réunir par convergence à un tronc de même volume, venu du cœur II, et qui a préalablement donné les pulmonaires de ce côté. Au niveau du point de convergence, naissent les sous-clavières qui aboutissent aux deux bras de E, puis, le tronc artériel ainsi formé descend le long de la colonne vertébrale de cet enfant, donnant une série de collatérales et se continuant par une branche que l'on peut considérer comme terminale, au point de vue du volume. Cette branche descend dans le petit bassin, sur le côté gauche des organes pelviens ; puis, après leur avoir donné quelques artérioles, se relève pour atteindre l'ombilic et pénétrer dans le cordon où elle constitue, ainsi que le démontre la coupe, la seule artère ombilicale.

Le tronc, résultant d'arcs venus des deux cœurs, envoie donc au placenta tout le sang que cet organe reçoit. Mais, en chemin, il a donné plusieurs branches collatérales. D'abord, presque immédiatement au-dessous du diaphragme, il donne deux troncs importants : le tronc cœliaque et la mésentérique supérieure.

*Tronc cœliaque.* Il se porte en avant, contenu dans le repli péritonéal qui limite en bas l'hiatus de Winslow, sous-jacent au foie D. Mais, bientôt, se dirigeant vers le haut, il émet, au-dessus du bord supérieur du pancréas, une artère splénique, un peu plus petite que le tronc. Cette artère se recourbe vers le bas, atteint la glande pancréatique, en longe la queue jusqu'à ce qu'elle atteigne le hile de celle des rates qui siège à gauche de la colonne E. Arrivée là, elle donne : 1° une petite branche à la queue du pancréas ; 2° les vaisseaux courts, qui, contenus dans l'épiploon gastro-splénique, le portent au cul-de-sac voisin de l'estomac; puis, elle se distribue à la rate.

Le tronc cœliaque a fourni, avant le splénique, une petite branche artérielle qui se porte vers l'estomac, le longe de bas en haut, contenue dans l'épiploon sous-splénique, et s'y distribue (gastro-épiploïque droite).

L'*hépatique* remonte vers le hile du foie, fournit une branche qui s'enfonce dans la tête du pancréas, puis une autre qui se porte vers l'estomac, contenue dans l'épiploon gastro-hépatique, et se distribue à sa courbure supérieure, représentant ainsi la coronaire stomachique. Enfin, elle se divise normalement au niveau du hile de la glande hépatique.

L'*artère mésentérique supérieure* se porte vers le bas, vers l'extrémité supérieure de la portion d'intestin qui appartient en propre à l'enfant E. Dans ce trajet, elle donne des collatérales : d'une part à l'intestin commun, d'autre part à l'intestin propre, et offre une distribution qui, sauf quelques points de détail, est absolument normale. La dernière des coliques s'anastomose avec une des branches terminales d'une artère *mésentérique inférieure*. Celle-ci, née de l'aorte au-dessus du point où elle donne les iliaques, se divise bientôt en une branche descendante, qui se dirige vers le rectum, et une ascendante qui s'anastomose avec celle des coliques de la *mésentérique supérieure*, qui descend le plus bas.

Les arcades anastomotiques sont moins nombreuses pour la portion spéciale de l'intestin grêle, que pour la commune. Il n'y en a qu'une seule rangée pour le gros intestin, sauf au niveau des angles de bifurcation.

Immédiatement au-dessous de la mésentérique supérieure, sont nées deux artérioles : l'une, destinée au rein gauche, donne une forte branche à la capsule surrénale ; l'autre est destinée à la capsule surrénale droite, et au tissu cellulaire adipeux sous-jacent.

Immédiatement au-dessous de la mésentérique inférieure naissent, en arrière, deux artères iliaques externes qui donnent les crurales.

Nous n'avons rien de bien différent à mentionner pour l'aorte qui longe la région dorsale de l'enfant F. Cette artère est née, comme nous le savons, du cœur 1. Elle donne bientôt les sous-clavières ; puis, au-dessous du diaphragme, des collatérales importantes.

1° D'abord, un tronc qui, bientôt, se divise en trois branches : l'une, l'*hépatique*, borde l'hiatus de Winslow, sous-jacent au petit foie B. Avant de se distribuer à cet organe, elle donne une pancréatico-duodénale, puis, une artère qui se porte dans l'épiploon gastro-hépatique figure la *coronaire stomachique*. Celle-ci s'anastomose en descendant avec une petite branche, née de l'hépatique un peu au-dessous d'elle. Au-dessous encore, est née une artère, probablement gastro-épiploïque, qui se porte en arrière à la queue du pancréas, donne à cet organe, puis se rend à l'estomac en le longeant de bas en haut, le long du bord auquel s'attache l'épiploon gastro-splénique.

2° L'*artère splénique*, seconde branche du tronc commun, ne présente rien d'anormal.

3° La troisième branche, *mésentérique supérieure*, donne d'abord une petite branche ascendante, très grêle, destinée à la vésicule biliaire ; puis, elle offre le même mode de distribution et de terminaison que son homologue du côté opposé. Il n'y a qu'une légère anomalie quant au nombre des coliques (deux, naissant par un tronc commun). La *mésentérique inférieure* est semblable à celle de l'enfant E.

Enfin, l'aorte, au-dessus de la mésentérique supérieure, donne deux petites artères rénales, puis, au-dessous de la mésentérique inférieure, elle se divise en iliaques. Il n'y a pas, de ce côté, la moindre artère ombilicale.

Pour ce qui est du *système veineux*, nous décrirons d'abord les veines caves supérieures et leurs affluents, puis les veines-caves inférieures avec les leurs.

Sur les parties antérieures du cou qui supporte la face A, en avant des carotides, de chaque côté de la trachée et du corps thyroïde, descendent deux veines volumineuses qui, arrivées au-dessous du corps thyroïde, se comportent difféermment. Celle de gauche reçoit la sous-clavière et un tronc veineux, qui se trouve être, comme nous le verrons,

un tronc anastomotique entre le système veineux du cœur
I et celui du cœur II. Ainsi constitué, le tronc brachio-céphalique gauche se porte transversalement et horizontale-
ment à droite, situé dans ce trajet, sous le corps thyroïde;
puis, il vient s'aboucher dans la jugulaire droite, immédiatement au-dessus du point où cette veine reçoit la sous-
clavière. La veine cave supérieure, ainsi formée, se jette,
comme nous l'avons vu, dans la cavité auriculaire du
cœur I.

Le tronc veineux anastomotique qui aboutit au confluent
de la sous-clavière avec la jugulaire gauche offre un trajet
assez simple. En le sondant, on le voit se porter vers la
colonne vertébrale de l'enfant F. Sur la gauche de cette
colonne, au niveau de la région dorsale, il reçoit une petite
veine ascendante, qui a pris naissance vers la région lombaire, et qui reçoit quelques petites vésicules, évidemment
venues de la paroi thoracique. C'est donc une azygos. Puis,
au niveau du bord supérieur du foie, le tronc, devenu hori-
zontal, passe au-devant de l'aorte et, au côté droit de ce vaisseau, reçoit, perpendiculairement à sa direction, deux
branches : l'une ascendante, offrant les mêmes caractères
que celle qui s'abouche à gauche, et l'autre, descendante,
plus petite, et dont les racines proviennent aussi de la paroi
thoracique. C'est là, évidemment, un système d'azygos. De
là, le tronc remonte vers le cœur II, dans la cavité auriculaire duquel il vient s'ouvrir entre les deux veines caves.

Le cœur II reçoit une veine cave supérieure ainsi com-
posée : même disposition des deux jugulaires descendant de
chaque côté du corps thyroïde, et recevant bientôt chacune
une sous-clavière correspondante. Mais, en outre, de même que de l'autre côté, au confluent de la sous-clavière et de
la jugulaire gauche, s'abouche un petit tronc qui, si on
le suit, conduit à la gauche de la colonne vertébrale de
l'enfant E. Là, on le voit prendre naissance à la région
lombaire, et recevoir, de chaque côté, de petites veines
latérales, plus volumineuses à droite. Il s'agit encore ici
d'une azygos. Mais, celle-ci n'est pas une voie anastomotique entre les deux cœurs.

Le tronc brachio-céphalique gauche, ainsi constitué,
offre la même direction et les mêmes rapports que du côté
opposé, pour se jeter ici dans le tronc droit, et former,
avec lui, la veine cave supérieure qui aboutit au cœur II.

Quant aux veines caves inférieures, elles offrent la disposition suivante : Celle qui aboutit au cœur I semble naî-
tre d'une façon normale ; parmi ses principaux affluents,
nous remarquerons les rénales, presque d'égal volume ; et
cependant l'origine de ces veines est bien différente. La

gauche vient du rein kystique et reçoit une forte branche surrénale. La droite est constituée par une surrénale, à laquelle viennent se joindre : 1° de petites veines du tissu adipeux de la région ; 2° une veine qui vient des organes généraux internes et qui, presque aussi volumineuse que la surrénale, se réunit à elle après être montée parallèlement à la veine cave.

Plus haut, la veine cave pénètre dans la substance même du foie, où elle se creuse un canal complet, très rapproché du bord postérieur. Presque à la partie supérieure de ce trajet, elle reçoit le canal veineux et la veine sus-hépatique. Nous avons vu que, de ce côté, la veine porte présente une anomalie étrange. Les branches d'origine sont normales. La grande mésaraïque (nous n'avons pu en retrouver de petite), répond par ses origines à la distribution de la mésentérique supérieure, partie du tronc aortique volumineux. Mais, arrivée au niveau du pancréas, elle pénètre dans sa couche superficielle, et se porte vers sa queue. Elle arrive ainsi jusqu'au hile de la rate située à gauche de la colonne de E. Dans cette dernière partie de son trajet, elle est accompagnée de l'artère splénique. Au hile de la rate, la grande mésaraïque s'abouche dans la veine splénique ; la veine porte ainsi constituée se jette alors directement dans la cavité auriculaire du cœur I.

La veine cave inférieure s'abouche dans l'oreillette de I, immédiatement au-dessus du point où elle quitte le foie. Elle s'ouvre dans cette cavité au-dessous de la veine cave supérieure. Pour la veine cave inférieure, qui aboutit au cœur II, elle est absolument normale dans sa naissance, ses collatérales et son trajet.

Ici, les veines sus-hépatiques ramènent du foie le sang qui lui a été amené par la veine porte (de ce côté il n'y a point de veine ombilicale). Cette veine-porte offre des origines normales, mais, fait intéressant à noter, dans la première partie de son trajet, elle reçoit une branche qui la réunit à la veine mésaraïque du côté opposé. Cette vaste arcade est peut-être oblitérée. Elle se porte d'une veine à l'autre en décrivant un arc à convexité supérieure, qui croise la paroi de l'estomac sous-jacente à la face A, et qui reçoit quelques affluents des deux pancréas.

Ainsi, *tandis que les systèmes artériels communiquent largement au niveau de la base du cerveau et ont des relations intimes par le fait de la double origine d'une des aortes, les systèmes veineux offrent deux arcs-anastomotiques : l'un au niveau des branches viscérales, l'autre au niveau des azygos.*

*Appareil respiratoire.* — Pour ce qui est de ces appareils, ils peuvent être décrits comme dépendance de l'une et de l'autre des faces. Tandis que la face A présente des fosses nasales bien conformées, la face B n'en a pas. Mais, de chaque côté du pharynx, aussi bien sur la face A que sur la face B, s'ouvre un larynx, bien conformé, auquel fait suite une trachée qui, sauf quelques points de détail, affecte avec le corps thyroïde, le thymus, les gros troncs vasculaires et nerveux du cou, les rapports habituels. Ces trachées se divisent en bronches. Celles qui dépendent de A se rendent dans les deux poumons qui entourent le cœur I, et qui dépendent de ce cœur, au point de vue de leurs vaisseaux. Nous n'avons pas à revenir sur la disposition des plèvres qui entourent ces poumons. Quant à la trachée sous-jacente à B, elle donne ses bronches aux deux poumons qui entourent le cœur II, et qui reçoivent de ce cœur leurs artères, tandis qu'ils lui renvoient leurs veines. Ces subdivisions bronchiques, celles des poumons en lobe ne présentent rien d'anormal. Nous ne notons que ce fait, que les poumons dépendant de B, sont moins volumineux que ceux qui dépendent de A.

*Organes génito-urinaires.*—Ici, rien de commun aux deux fœtus, chaque enfant possède en propre les différents organes qui constituent l'appareil génital et l'appareil urinaire. Aussi, la description deviendrait-elle bien plus facile si l'on ne trouvait des anomalies, indépendantes, en grande partie, de la monstruosité principale.

Les organes génitaux qui se rapprochent le plus de l'état normal, sont ceux de l'enfant F. Nous avons déjà donné une description suffisante des organes génitaux externes : aussi, n'y reviendrons-nous point.

L'appareil urinaire, dans ses organes secréteurs, est parfaitement conformé. Les deux reins existent, en situation normale, surmontés chacun d'une capsule surrénale, recevant une artère rénale, et envoyant, à la veine cave inférieure, une veine émulgente. Les glandes donnent naissance à des conduits excréteurs, peut-être un peu dilatés, qui offrent des rapports normaux avec le bassin et l'utérus, et viennent se jeter dans le bas-fond de la vessie. Celle-ci offre ses rapports habituels ; mais, fait très important, elle n'est point surmontée d'un ouraque. On se rappelle que les artères ombilicales manquent de ce côté.

L'orifice uréthral de cette vessie qui, ouverte, se trouve extrêmement haute et présente des parois très épaisses, se rencontre en sa situation normale. — Le vagin, l'utérus et ses annexes, ne nous ont rien présenté d'intéressant à noter. Il n'y a aucune communication entre les différentes cavités muqueuses du bassin de cet enfant. Elles sont normalement conformées.

**Pour ce qui est de l'enfant E, la disposition de ces or-**

ganes est bien autrement compliquée. La vessie offre son aspect normal. Elle est surmontée d'un ouraque. A sa gauche, passe une volumineuse artère ombilicale qui va rejoindre le cordon. Mais, la face postérieure de la vessie se prolonge un peu sous le cul-de-sac utéro-vésical, et en arrière de ce cul-de-sac se rencontre un volumineux organe, représentant évidemment l'utérus, et en offrant du reste la forme, sauf ce fait qu'il paraît fort distendu. De plus, au lieu de donner naissance par ses angles directement aux trompes de Fallope, il est prolongé par deux véritables cornes, sur lesquelles s'insèrent ces organes. Les ovaires et les trompes utérines, normalement conformées, viennent du reste attester que l'on se trouve bien, comme cela doit être, vis-à vis d'un enfant du sexe féminin. Le rectum, au lieu de passer en arrière de l'organe qui nous semble être l'utérus, vient en quelque sorte s'insérer sur sa face antérieure. Enfin, en arrière de l'utérus, on pressent sous le péritoine une masse, ou plutôt une poche, dont il est impossible de comprendre la nature. La dissection vient éclairer, en partie au moins, cette disposition si obscure au premier abord.

En ouvrant la vessie, on lui trouve une muqueuse normale, mais point d'orifice uréthral, puis, en arrière, on la voit passer sous le corps qui représente l'utérus, et se prolonger, en arrière de lui, sous forme d'une arrière-cavité, qui se dessinait vaguement sous le péritoine, ainsi que nous l'avons vu. Cette arrière-cavité représente le tiers de la cavité totale. Au-dessous de l'utérus, cette poche membraneuse offre la même largeur qu'en avant et qu'en arrière. Mais elle est un peu aplatie de haut en bas.

Dans l'arrière-cavité s'ouvre, un peu à gauche, un canal qui reçoit facilement une sonde cannelée et qui se dilate du reste quand on le suit de bas en haut. Cette dilatation irrégulière se fait rapidement au-dessus de la poche et atteint 1 centim. de diamètre. Ce canal aboutit à un organe kystique, présentant quelques bosselures, situé sur le côté gauche de la colonne vertébrale, et présentant encore approximativement la forme de rein ; c'est à une sorte d'enfoncement (le hile) qu'aboutit le canal. Cet organe est coiffé de la capsule surrénale. Il reçoit de l'aorte une petite artère et envoie à la veine cave inférieure une petite veine. Nous n'avons pu trouver aucune trace du rein, ni de l'uretère droits, bien que nous ayons examiné avec grand soin les lobules adipeux de la région. Du reste, ainsi que cela est la règle, la capsule surrénale droite persiste avec son volume normal et même un peu exagéré.

En somme, rein unique et kystique, et uretère dilaté s'ouvrant dans une cavité qui se continue avec la vessie en pas-

sant sous l'utérus, telle est la disposition de l'appareil urinaire de cet enfant.

Pour découvrir la nature de l'organe qui nous semblait
représenter l'utérus et reconnaître ses relations avec l'intestin, nous avons ouvert ce dernier et nous avons prolongé l'incision vers le bas. Nous avons vu alors l'intestin
pénétrer en s'effilant et s'inclinant légèrement vers la droite
de l'enfant, dans la paroi épaisse de la cavité utérine. Il
s'ouvre dans celle-ci par un orifice de 2 millimètres de diamètre environ, par lequel reflue facilement de l'utérus dans
l'intestin, et vice versa, le liquide blanchâtre, semblable à
de l'amidon cuit, que contient l'intestin. La cavité dans
laquelle on pénètre ainsi, allongée transversalement, suivant le grand axe de ce corps utérin dilaté, présente une
muqueuse blanchâtre et plissée suivant cet axe. Vers la
gauche, cette cavité se continue vers une corne sur laquelle s'insère la trompe gauche.—Vers la droite, au contraire,
en suivant la cavité, on n'aboutit point à la corne correspondante, mais à une cloison. Cette cloison verticale sépare la grande cavité C d'une plus petite C'. Celle-ci, qui
représente environ le $\frac{1}{3}$ du volume de la première corne
paraît de même épaisseur (2 millim. 1/2 environ) et ren-
ferme un liquide trouble, puriforme, beaucoup plus fluide
que celui que contient C. La cavité C' présente, à son extrémité droite et supérieure, la corne droite, laquelle ne
semble, pas plus que la gauche, communiquer avec la
trompe qui la continue. Celle-ci s'en distingue extérieure-
ment par un amincissement brusque des parois. De ce côté
la trompe présente, en son milieu, une petite cavité de faible diamètre, sorte de petit kyste. Mais, elle ne paraît pas
creusée d'un canal. Il n'y a aucune communication des cavités utérines entre elles, et elles ne communiquent nullement avec la cavité située au-dessous d'elles. Dans l'épaisseur du périnée, nous ne trouvons aucune autre cavité.

Ainsi : *conformation normale des ovaires et des trompes; cavité utérine divisée par une cloison verticale; ouverture du rectum dans le segment gauche de l'utérus;
aucune communication avec le vagin qui paraît absent
ou confondu avec la vessie,* tels sont les caractères que
possédaient les organes génitaux de cet enfant.

*Grandes cavités séreuses.* — Quant aux plèvres et au
péricarde, qu'il nous suffise de dire que, pour chaque groupe
cardio-pulmonaire, les séreuses sont disposées de même
façon. La plèvre droite est ouverte largement dans le péricarde et n'en est séparée que sur un bord en croissant, à
concavité supérieure. La plèvre gauche, au contraire, n'est
qu'un diverticule du péritoine et le poumon se perd dans
une cavité dont ne le sépare plus un diaphragme incomplet.

Si nous partons de l'ombilic et remontons avec le péritoine sur la paroi de l'abdomen sous-jacente à la face A,
nous voyons cette séreuse s'élever graduellement jusqu'à
la base de la poitrine, et là se comporter différemment sur
la ligne médiane, à gauche et à droite (ces termes entendus
par rapport à la face A). — Sur la ligne médiane, il rencontre les attaches du diaphragme, se réfléchit sur elles, atteint
une des faces de l'estomac et descend alors, recouvrant cette
face puis la face correspondante du duodénum, des pancréas (celui de E dans sa tête seulement, la queue de cet
organe s'éloignant graduellement) et enfin l'intestin jusqu'à son ampoule terminale. Là, il se refléchit pour passer
sur l'autre face de l'intestin, où nous le verrons tout à
l'heure. En descendant ainsi, le péritoine a rencontré, à
droite et à gauche, à quelque distance de la portion commune d'intestin, les portions propres de l'iléon, sur lesquelles il se réfléchit aussi. Il y a par conséquent, de chaque
côté de l'ampoule, un repli péritonéal falciforme dans lequel n'est contenue aucune portion d'intestin et qui se continue bientôt par le repli enfermant la portion propre d'intestin grêle.

A gauche de cette portion médiane, le péritoine en montant n'a plus rencontré le diaphragme, aussi ne se réfléchit-
il qu'au-dessus du sommet du poumon ; puis, il redescend
et se continue vers le bas avec la face postérieure de l'épiploon gastro-splénique. Si nous considérons maintenant le
feuillet antérieur de l'estomac, nous le voyons se porter
vers la rate, recouvrir la moitié antérieure de sa face interne, sa face externe et ses bords pour revenir au hile et se
porter de là sur la colonne vertébrale de F. En suivant le
péritoine plus bas on le voit, de la colonne vertébrale, se
porter sur le gros intestin, l'envelopper, puis, se réfléchir de
l'autre côté.

Enfin, du côté droit, le péritoine rencontre la face inférieure du diaphragme qui le ramène vers la colonne vertébrale de l'enfant E. Là, il rencontre le foie sur la face supérieure duquel il se porte. Il la recouvre ainsi que son bout
antérieur et sa face inférieure jusqu'au hile. Là, il offre, en
quelque sorte, une disposition normale. Un feuillet situé en
dedans des vaisseaux biliaires se porte sur l'estomac et le
duodénum. Il rencontre en chemin la tête du pancréas de
E et la recouvre ; puis, se continue en bas vers l'intestin propre, se porte sur sa face antérieure, la continue et va se continuer avec le péritoine du côté opposé. Mais, au niveau des
vaisseaux biliaires, le péritoine se porte en arrière en les entourant et constitue un véritable hiatus de Winslow, limité
en avant par les vaisseaux du foie et en haut par la face
inférieure de cet organe, en arrière par la veine cave de

l'enfant E, en bas par le corps du pancréas correspondant, lequel se porte par sa queue vers la rate située à gauche de la colonne vertébrale de E, tandis que sa tête s'accole au duodénum. Au-dessous du foie L, accompagnant la queue de pancréas et formant en partie la limite inférieure de l'hiatus se rencontrent l'artère splénique et la veine porte dont nous avons vu de ce côté la disposition spéciale.

Le feuillet antérieur de l'arrière-cavité, celui qui vient de doubler les vaisseaux hépatiques les recouvre en arrière et se porte ainsi jusqu'à une des faces de l'estomac. Il recouvre un quart de cet organe environ, puis, il le quitte pour se porter vers le hile de la rate. Dans ce trajet, il recouvre la face antérieure de la queue du pancréas, dont nous venons de parler, n'en tapissant d'abord que le quart supérieur, puis bientôt la couvrant tout entière. Il atteint ainsi le hile de la rate, se réfléchit au niveau des vaisseaux courts et se reporte par une courbe au bord postérieur de l'hiatus. Cette disposition de l'arrière-cavité n'a donc d'anormal que ce fait que le diverticulum péritonéal ne se prolonge pas dans un tablier épiploïque, celui-ci étant absent, ainsi que nous l'avons dit. La partie du foie L qui forme le plafond de la cavité est le lobule de Spiegel. Le plancher est formé par le bord supérieur du pancréas et par le prolongement du péritoine qui unit la paroi antérieure à la postérieure et qui représenterait ici la partie terminale du mésocolon transverse.

Du côté de la face B, nous n'aurons qu'à répéter exactement la même description. On conçoit dès lors que les portions médianes des deux péritoines se continuent l'une avec l'autre au niveau de l'ampoule terminale et des deux replis falciformes qui unissent celle-ci aux portions propres de l'intestin. Quant aux parties latérales, la gauche fournit un feuillet antérieur et un postérieur à l'épiploon gastro-splénique et la droite fournit au-dessous du foie B un hiatus de Winslow, limité de même manière que celui du côté opposé et tapissant les faces homologues d'organes de même nom. Puis, à leur partie inférieure, la portion droite du premier péritoine se continue avec la gauche du second, au niveau du bord libre du gros intestin. Et, plus bas, ces deux feuillets, continus au niveau de l'intestin, se portant accolés de là à la colonne vertébrale, constituent une sorte de mésocolon plus ou moins contourné, à direction générale verticale et qui se prolonge jusque dans le bassin. Là, le péritoine se porte sur les organes génitaux internes de chaque fœtus, nous l'avons étudié en ce point. Enfin, il remonte le long de chacune des parois abdominales propres, jusqu'à ce qu'il rencontre l'ombilic.

Ces péritoines réunis forment donc, à la partie supérieure,

un système assez complexe dans lequel rentrent deux ar-
rière-cavités et par conséquent deux épiploons gastro-splé-
niques présentant leurs quatre feuillets habituels. Les vaisseaux courts, l'artère splénique offrent par rapport à ces
feuillets leur disposition normale. Dans la partie inférieure,
le péritoine constitue une sorte de cloison médiane, à deux
feuillets, attachée de côté et d'autre aux colonnes vertébrales et en quelque sorte tendue entre elles. Dans cette cloison, se trouve contenue la portion médiane d'intestin et les
vaisseaux qui la nourrissent, puis, elle offre un bord inférieur au niveau du point (ombilic) où la cavité abdominale
du monstre se divise en portions propres à chaque fœtus.
Par sa portion adhérente, cette cloison péritonéale se continue de chaque côté en une sorte de mésocolon vertical jusque dans le petit bassin. La portion libre par son bord inférieur offre la forme d'un croissant, dont la concavité
regarderait vers le bas, dont le milieu répondrait à l'ombilic et dont les cornes se prolongeraient dans les petits bas-
sins.

Disons, ce que nous n'avons pu faire avant de parler du
péritoine, que, pour chaque poumon, il existe un ligament
triangulaire incomplet à droite, plus complet à gauche et
formé de ce côté d'un feuillet péritonéal.

*Système nerveux.* — L'encéphale, au premier abord,
vu par sa face supérieure, se présentait sous forme de deux
sortes d'hémisphères, l'un sus-jacent à la face B, l'autre
sus-jacent à la face A. Tous deux allongés transversalement
par rapport à ces faces, ils étaient séparés l'un de l'autre
par une faux du cerveau se portant d'un occiput à l'autre.
De plus, la masse cérébrale sus-jacente à B était mani-
festement plus petite que celle qui était située au-dessus
de A. Aussi, la faux du cerveau s'insérait-elle au niveau
des pariétaux de E, non sur la suture elle-même, mais sur
le pariétal gauche. En examinant de plus près ces deux
gros lobes, on voyait, environ au niveau de la suture frontale, une scissure plus marquée en A qu'en B, trace de la
séparation des cerveaux appartenant à chaque enfant. Au
fond de cette scissure, des circonvolutions de passage, plus
ou moins marquées, réunissaient entre elles les circonvolutions cérébrales.

L'étude de la face inférieure vient bien montrer quelles
sont les parties appartenant en propre à chaque fœtus, et
quelles sont celles par lesquelles ils se mettent en rapport.

Cette face inférieure (*Fig. 3.*), nous montre une masse
cérébrale inégale. De part et d'autre de cette masse, se
voient un bulbe, une protubérance surmontée d'un cervelet,
et des pédoncules cérébraux, qui semblent aller à la rencontre les uns des autres. Ils sont séparés par une sorte de

vésicule formée d'une mince lame de substance d'apparence nerveuse et qui, sur notre figure, est représentée ouverte. Cette vésicule, logée dans la fosse qui résulte de la réunion des selles turciques, n'est autre chose que le résultat de la fusion des infundibula propres à chaque enfant.

En fait, en pénétrant dans cette vésicule, on entre dans une vaste cavité ventriculaire, que nous décrirons tout à

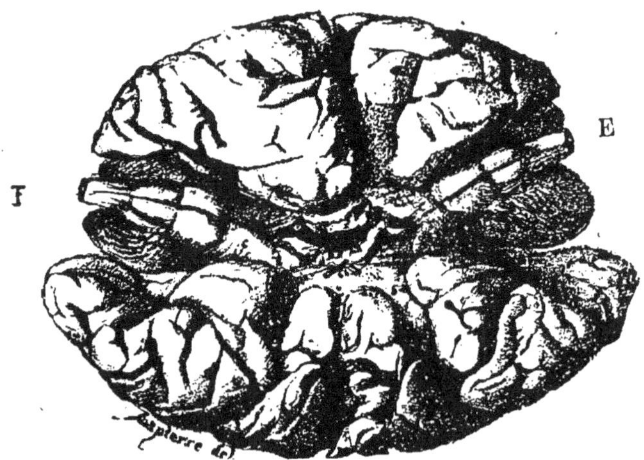

*Fig.* 3. — Face inférieure de l'encéphale. —C, corps opto-striés appartenant les uns au fœtus F, les autres au fœtus E et laissant entre eux un espace occupé par une sorte de vésicule résultant de la fusion des deux infundibula.

l'heure. De côté et d'autre de cette vésicule, répondant à chaque face, se voit un chiasma de nerfs optiques dans lesquels l'un des nerfs appartient au cerveau de F, l'autre au cerveau de E. En effet, en étudiant nos protubérances et nos bulbes, qui appartiennent bien évidemment à chacun des enfants, nous voyons qu'il leur est annexé, à chacun, deux parties postérieures d'hémisphères cérébraux assez reconnaissables. Seulement, l'hémisphère gauche de F. est plus volumineux et mieux développé que son hémisphère droit, c'est l'inverse pour E. Il n'y a rien là qui puisse nous étonner maintenant. De concert avec notre ami Féré, qui a bien voulu nous aider de ses avis dans cette partie de notre travail, nous avons étudié les hémisphères avec soin, au point de vue de leurs circonvolutions, afin de voir par quels points s'était opérée la soudure entre eux. Disons d'abord, qu'au niveau du point où les deux cerveaux se rencontrent, se trouve une scissure très profonde et très marquée du côté de A, moins profonde du côté de B. Il est assez facile de retrouver du côté A les circonvolutions normales. Elles sont figurées sur une planche demi-schématique, sur laquelle ne sont indiqués que les sillons principaux et importants. Mais, pour celles-ci, leur situation et leur forme sont représentées avec une rigoureuse exactitude.

Sur l'hémisphère A (*Fig. 4.*), de chaque côté de la scissure de séparation, nous avons trouvé la circonvolution frontale ascendante FA, puis le sillon de Rolando R, la pariétale ascendante (Pa), le sillon post Rolandique PR, la scissure de Sylvius S, la parallèle P avec les deux lobules

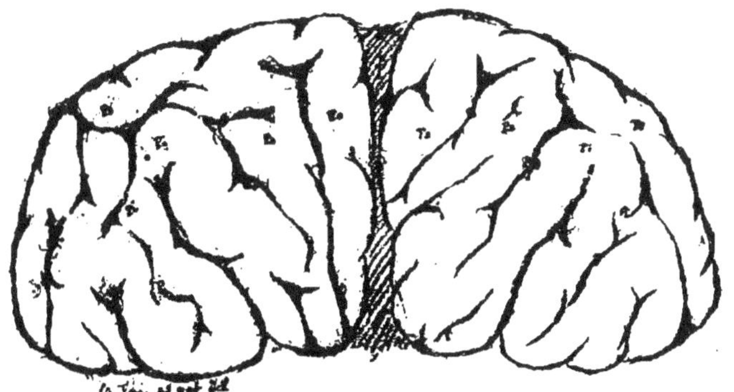

Fig. 4. — Cerveau A. — Fa. Frontale ascendante. — P. Scissure parallèle. — Pa. Pariétale ascendante. — Ps. Lobule pariétal supérieur. — Pi. Lobule pariétal inférieur. — Pr. Sillon post Rolandique. — R. Sillon de Rolando. — S. Sylvienne. — I. Large scissure marquant le point d'attouchement du cerveau de E et de celui de F.

pariétal supérieur Ps et pariétal inférieur Pi. Il nous a été aussi assez facile de déterminer, sur ce double hémisphère, la scissure perpendiculaire, l'avant-coin et le coin, et enfin la partie postérieure de la circonvolution crêtée. Les hémisphères se rencontraient donc au niveau des lobes frontaux. Mais, au lieu que, comme pour la face par exemple, ces lobes soient reportés en dehors, leurs circonvolutions n'existaient plus qu'à l'état de vestige, d'une part, au fond même de la scissure de séparation, d'autre part, sur une sorte d'îlot pyramidal qui faisait sortie dans la cavité ventriculaire, sous le corps calleux, entre les têtes des deux corps striés, cet îlot est figuré en I.

Pour le côté B, la disposition est un peu moins claire. Cependant, en examinant avec soin la disposition des circonvolutions, nous avons pu nous convaincre que le point de contact était reporté plus en arrière pour chaque hémisphère. En sorte que les sillons qui, normalement se dirigent obliquement vers la face inférieure du cerveau, aboutissent ici à la scissure de séparation. On reconnaîtra ce fait en examinant la *Fig.* 5, dans laquelle les lettres représentent les mêmes points du cerveau que dans la *Fig.* 4. Pour la partie interne et surtout pour la partie postérieure du cerveau, de ce côté, l'interprétation était si difficile que nous avons dû y renoncer, craignant de ne plus rester dans le domaine des faits réels. Il y avait probablement un arrêt de développement qui changeait fortement l'aspect habituel de la surface du cerveau.

En examinant notre double encéphale par sa face supérieure, nous avons reconnu que l'on pénétrait d'emblée sous la faux du cerveau, dans une vaste cavité ventriculaire, dont le plafond n'était formé que par une large toile

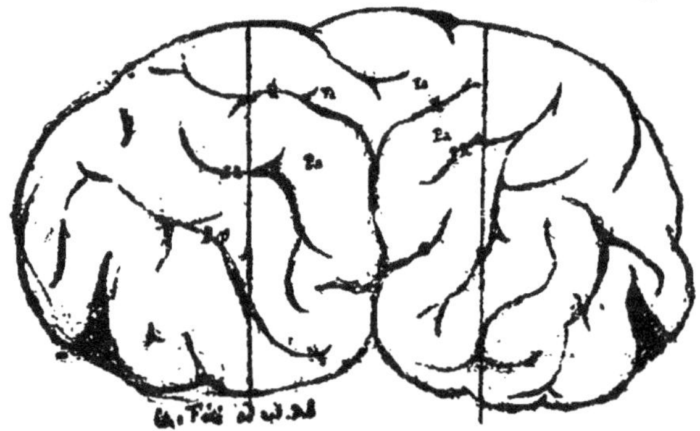

Fig. 5. — Cerveau B. — Fa. Frontale ascendante. — R. Sillon de Rolando. — Pa. Pariétale ascendante. — S. Sylvienne. — Pi. Lobule pariétal inférieur. — Ps. Lobule pariétal supérieur.

choroïdienne. De côté et d'autre de cette ouverture supérieure, se voyaient les bords de deux bandelettes blanches arquées, résultant probablement de la soudure de corps calleux incomplets, avec les voûtes à quatre piliers. Les parties de ces bandelettes, qui regardaient les lobes postérieurs, pénétraient dans les prolongements sphénoïdiaux et occipitaux de cette vaste chambre. Celle-ci, est limitée de côté et d'autre, c'est-à-dire vers F et E (*Fig.* 6), par les pédoncules cérébraux, qui font suite aux protubérances appartenant respectivement à chacun de ces enfants. Chaque pédoncule cérébral est suivi de la couche optique, en dehors de laquelle se voit le noyau caudé du corps strié. Les cerveaux se rencontrent au niveau de l'extrémité antérieure de ces noyaux qui sont un peu fusionnés du côté de B. Ainsi sont formées les faces latérales de cette vaste cavité ventriculaire, dans laquelle on observe, à chaque extrémité, l'ouverture d'un aqueduc de Sylvius, avec la commissure blanche postérieure. La partie inférieure de la cavité est formée par la vésicule que nous avons décrite tout à l'heure à la face inférieure du cerveau. Le plafond, formé par la toile choroïdienne, était complété de côté et d'autre, par les restes des piliers, qui, certainement, n'étaient pas unis sur la ligne médiane, leurs bords étant restés très tranchants et n'étant nullement déchirés. Du reste, leur étendue inégale ne leur permettait pas de s'adapter exactement l'un à l'autre.

En dehors, la bandelette du côté de A se confondait avec les circonvolutions qui passaient d'un cerveau à l'autre. Au-dessous d'elle, du côté du ventricule, se trouvait

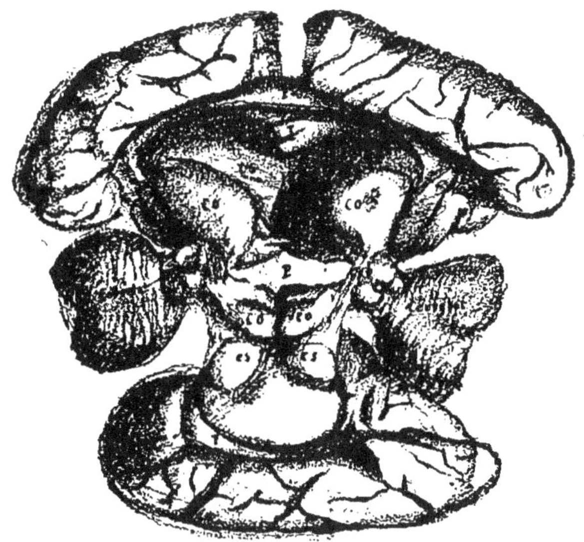

Fig. 6. — Ventricules cérébraux. — Le cerveau est vu par sa face supérieure.— Les deux masses hémisphériques sont écartées de manière à laisser voir une grande cavité centrale résultant de la fusion des ventricules moyens de l'un et de l'autre fœtus. Le plancher de cette cavité dans laquelle s'ouvrent largement les ventricules latéraux est formé par les couches optiques et les corps striés de l'un et de l'autre fœtus Cs-Co. — Le plafond est incomplet par 2 demi-fornix (F) qui ne sont pas unis sur la ligne médiane et qui appartiennent par moitié à l'un et à l'autre fœtus.

l'espèce d'île dépendant des circonvolutions frontales qui est figurée en I. Pour la bandelette du cerveau B, elle disparaissait sous les circonvolutions du côté correspondant.

Les coupes ne nous ont rien indiqué d'intéressant. Elles nous ont servi, cependant, à vérifier absolument la position des circonvolutions motrices. On sait, en effet (1), que leur extrémité supérieure correspond à l'extrémité postérieure de la couche optique. Nous avons marqué d'un trait, sur

---

(1) Ch. Féré. —*Note sur quelques points de la topographie du cerveau.* In *Arch. de phys.*, 1876, p. 247.

notre schéma, la coupe qui passait immédiatement en arrière de la couche optique. On voit qu'elle répond bien à l'extrémité supérieure de ce que nous avons considéré comme le sillon de Rolando.

Les nerfs crâniens n'offraient rien de spécial dans leur mode de naissance. Rappelons seulement la réunion des nerfs optiques d'un fœtus avec ceux de l'autre, par une apparence de chiasma, et l'absence des olfactifs d'un côté.

Les gros troncs nerveux de la région carotidienne offrent ceci de spécial qu'ils tendaient légèrement à abandonner leurs rapports habituels avec les artères, pour se rapprocher des colonnes vertébrales dans la partie moyenne de leur trajet, au moins. En outre, vu la disposition des gros troncs artériels de la face B, nous comprendrons facilement que les pneumo-gastriques et les récurrents présentent une situation un peu particulière. Les nerf du côté droit (par rapport à B) donnent le récurrent immédiatement au-dessous du corps thyroïde, au-dessus du tronc brachio-céphalique veineux. Ce petit nerf décrit une anse qui n'est maintenue par aucune artère, et se porte en haut, sous le corps thyroïde, pour pénétrer dans la partie droite du larynx. De l'autre côté, le pneumogastrique descend jusqu'au tronc aortique anastomotique, et, le croisant, donne un récurrent plus volumineux. Les deux autres donnent leurs récurrents avec les deux pauses qui partent de I. Puis, le pneumogastrique droit de B se divise aussitôt en rameaux pulmonaires et œsophagiens, tandis que les trois autres présentent la distribution normale. Il nous a été impossible de savoir s'ils s'anastomosaient tous quatre autour de l'œsophage.

RÉFLEXIONS. — L'examen attentif des organes de ce monstre confirme la théorie actuelle du mode de formation des monstruosités doubles, et donne différentes indications sur le moment du développement auquel s'opère la soudure entre les deux individus.

Voici en effet ce qui se passe. Sur un vitellus unique, se développent deux germes assez rapprochés pour se confondre par leur extrémité céphalique. En effet, l'étude du cerveau du janiceps nous a montré que les vésicules cérébrales antérieures sont confondues ; leurs cavités (ventricules moyens) ne forment plus qu'une vaste chambre. Leurs prolongements les plus importants (hémisphères cérébraux) se sont accolés, repoussés et fusionnés sur une certaine étendue. Le fait même de cette fusion des portions céphaliques explique la présence d'un amnios unique : la cloison séparant deux amnios ne pouvant être due qu'au repli céphalique et celui-ci ne pouvant exister.

Ensuite, à mesure qu'ils accomplissent leurs premiers développements, alors qu'ils sont encore « simples bourgeons » (Dareste), les éléments destinés à constituer les faces se rencontreront et forcément, de telle sorte qu'au lieu d'aller se toucher à la partie homologue du même fœtus, ils se réuniront à celle du fœtus opposé.

Il en sera de même pour les portions de somato-pleure qui constituent les parois thoraciques. D'autre part, les splanchno-pleures s'accoleront bord à bord pour former un canal digestif central unique dans toute la portion commune des deux individus.

Mais, tout en s'accolant, ces parties destinées à former le tube digestif n'en auront pas moins apporté avec elles les éléments de formation du foie, du pancréas, etc. Aussi, comprend-on que ces montres possèdent 2 foies, 2 pancréas, 2 rates. D'autre part, de la partie supérieure du tube digestif se développeront, après soudure, les groupes pulmonaires qui n'appartiennent par moitié à chaque fœtus que par le fait que la partie de splanchno-pleure qui forme l'œsophage a apporté, en venant se souder à celle du fœtus opposé, les éléments nécessaires à la formation de ces deux poumons respectifs.

Il en est de même du cœur. En examinant avec soin les organes de la circulation, on arrivera en réalité à se convaincre que chaque cœur appartient par moitié à l'un et à l'autre fœtus : l'étude des anastomoses du système veineux confirmera cette idée. Quant au système artériel, ce qui est le plus remarquable, c'est la conservation de parties descendantes de l'un des arcs aortiques primitifs qui auraient dû disparaître, et qui, persistant, ont formé l'un des vaisseaux convergents d'où il résulte l'aorte descendante de E. En réalité, cette artère, qui semble venir de deux cœurs, provient bien uniquement du cœur du fœtus E ; aussi, celui-ci a été séparé en deux parties qui ne se sont pas réunies entre elles, mais à leurs homologues du fœtus opposé. Seulement, ses arcs aortiques s'anastomosent régulièrement en avant de la colonne du fœtus auquel ils appartiennent et l'endroit, au lieu de disparaître dans sa portion descendante, a persisté.

Quoi qu'il en soit, est-ce là un argument en faveur de la dualité primitive du cœur, admise par M. Dareste. Je ne le pense pas. Les blastèmes cardiaques peuvent ne pas encore être formés au moment où la soudure se fait, mais ils existent virtuellement sur les bords du point de soudure, et, de ce fait, chaque lame apporterait avec elle sa moitié de cœur. Il peut au moins en être ainsi ; ce n'est pas à dire que cela soit forcément. Ce que j'entends dire, c'est que, de l'étude des monstres janiceps, il me semble qu'il n'y a nul argument à tirer, ni pour, ni contre la théorie de l'unité ou de la dualité primitive du blastème cardiaque.

Du mode de constitution de ces monstres, il résulte que les cœlums internes propres à chaque fœtus feront, par leur réunion, un seul grand cœlum qui se subdivisera plus tard en péritoine et plèvre, celui-ci se séparant à son tour du péricarde. Ici, les cloisonnements ont été incomplets. Des anomalies du diaphragme, qui paraissent fréquentes chez les janiceps (voyez les cas de MM. Houël et Golay) ont laissé le péritoine communiquer avec les plèvres gauches. D'autre part, les péricardes s'ouvrent dans les plèvres droites.

Enfin, pour ce qui est des anomalies qui ne tiennent pas à la monstruosité principale, il est évident que, chez l'un des fœtus (E), le cloaque est resté en grande partie indivis, et l'uretère a persisté à s'y ouvrir en arrière des canaux de Müller. Mais, il est un fait inexplicable, c'est l'ouverture de l'intestin dans l'un de ceux-ci. De même, il n'est pas beaucoup plus facile de comprendre chez l'autre enfant l'absence des portions canaliculaires et extra-embryonnaires de l'allantoïde, qui entraîne l'absence d'artère ombilicale de ce côté.

Nous avons supposé, en étudiant le mode de formation des janiceps, que les axes des deux germes placés bout à bout coïncidaient parfaitement. Cette disposition donnerait ce janus parfait, type idéal. Le plus souvent, ils sont légèrement inclinés l'un sur l'autre, de telle sorte que les côtes qui répondent au point par où se ferme l'angle se développeront moins complètement et qu'on aura ainsi, suivant le degré d'inclinaison des axes, la série suivante : janus imparfait, iniope, synote, déradelphe (Dareste).

Enfin, la conclusion générale que l'on peut tirer de cette monstruosité, c'est que la soudure entre les deux individus y est très précoce, ce qui confirme l'opinion des auteurs qui se sont occupés spécialement de la question.

PARIS. — IMP. V. GOUPY ET JOURDAN, RUE DE RENNES, 71.